PRONOSTIC ET TRAITEMENT

DE

L'ÉPILEPSIE

PARIS. — IMPRIMERIE DE E. MARTINET, RUE MIGNON, 2

PRONOSTIC ET TRAITEMENT

DE

L'ÉPILEPSIE

MODE D'EMPLOI

DES BROMURES ALCALINS

PAR

LE DR LEGRAND DU SAULLE

Lauréat de la Faculté de médecine de Paris et de l'Institut de France (Académie des sciences),
Médecin de l'hospice de Bicêtre
Médecin du Dépôt de la Préfecture, etc., etc.

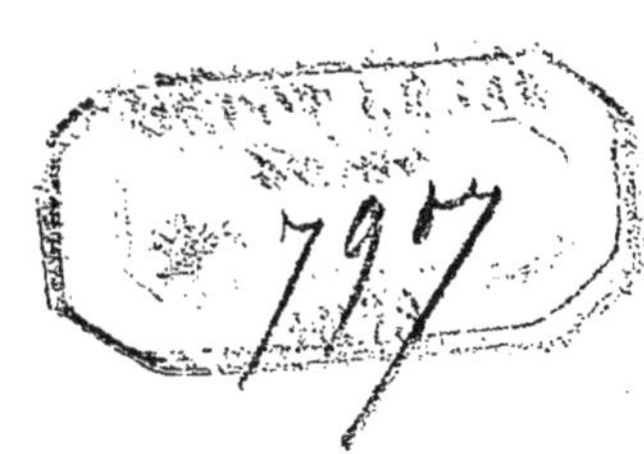

DEUXIÈME ÉDITION

PARIS

ADRIEN DELAHAYE, LIBRAIRE-ÉDITEUR

PLACE DE L'ÉCOLE-DE-MÉDECINE

1873

PRONOSTIC ET TRAITEMENT

DE

L'ÉPILEPSIE

Dans des circonstances données, et qui vont être décrites, il est souvent possible d'obtenir de longues rémissions dans le cours de l'épilepsie, et même la suspension très-prolongée des accidents convulsifs. N'est-ce pas déjà beaucoup que d'avoir rompu l'habitude convulsive? Lorsqu'un joug morbide est de date ancienne et qu'il pèse presque périodiquement sur l'économie, l'invasion d'un accès n'a souvent pas d'autre raison d'être que la préexistence d'accès antérieurs. Éloigner très-sensiblement le retour des crises d'épilepsie, c'est donc attaquer non-seulement le principe de l'affection, mais encore la fâcheuse disposition fonctionnelle qui lui survit.

Il est temps, à mon avis, de réagir contre l'abandon inhumain dans lequel on a jusqu'à présent laissé les épileptiques vivre et mourir. Les ressources thérapeutiques les plus ingénieuses, les plus hardies et les plus persévérantes ont été mises au service des scrofuleux, des phthisiques et des cancéreux; aucun effort n'a coûté, aucune tentative n'a répugné, aucune patience n'a été lassée, dès qu'il a fallu soulager, améliorer et consoler ces malades. Les épileptiques, au contraire, n'ont inspiré que la désaffection, le dégoût, la honte ou la terreur, et ils n'ont su que se faire haïr ou craindre. On s'est éloigné d'eux sous le prétexte qu'ils étaient incurables et parfois dangereux, et, il faut bien le dire, les épileptiques ont été, en somme, les parias de l'humanité. Le dévouement médical — celui qui survit à tous les autres — leur est même à peine resté !

Sans faire naître d'imprudentes illusions et sans autoriser de trop hâtives espérances, je vais démontrer que tout médecin peut arriver aujourd'hui à déterminer *des phases suspensives très-prolongées* chez ses malades. Je crois même qu'il peut en guérir radicalement un petit nombre.

Il y a donc lieu de renoncer aux errements anciens, de raffermir un peu les consciences émues et de stimuler avec insistance le zèle des médecins découragés. L'épilepsie n'est plus *opprobrium artis*.

Si j'avais été seul à obtenir des succès relatifs dans le traitement de l'épilepsie, je douterais encore de moi, et, dans la crainte d'avoir été la dupe d'une illusion, je garderais le silence. Mais il est évident que, dans l'espèce, je ne suis pas un courtisan du malheur. D'autres ont vu et voient tous les jours. Fort de leur expérience, je n'ai que plus de foi dans la mienne.

En face des fructueuses tentatives qui se font jour de tous les côtés, chacun doit se faire un cas de conscience de traiter désormais les épileptiques et d'apporter ainsi, plus tard, sa part contributive au but si éminemment secourable que la science s'efforce d'atteindre.

I

En jetant un coup d'œil rétrospectif sur l'histoire de l'épilepsie, on se trouve en présence d'opinions contradictoires. Hippocrate, Galien, Morgagni, Boerhaave et Tissot ont cru à la curabilité possible de la maladie, dans quelques cas, et ces auteurs ont cité des exemples à l'appui de leur opinion. Pinel, Maisonneuve, Esquirol, Hufeland, Valleix, Monneret, Beau, MM. Lélut et Moreau (de Tours) ont, au contraire, désespéré du mal comitial, et ils ont fait partager à leurs très-nombreux élèves cette fâcheuse doctrine; à savoir qu'en matière d'épilepsie, moins on fait et mieux on fait. Portal, Debreyne, Trousseau et Herpin (de Genève) se sont mis à réagir contre l'ostracisme thérapeutique dont on frappait si injustement les épileptiques, et, dans l'une de ses plus remarquables leçons cliniques, Trousseau a pu dire à l'Hôtel-Dieu « que, dans l'espace de douze ans, il avait guéri vingt épileptiques sur cent cinquante (1) ». Ces tentatives heureuses ne compensent pas sans doute les défaillances du passé, mais elles servent d'assises aux expérimentations actuelles de quelques praticiens convaincus.

Si l'épilepsie a été considérée jusqu'à ces dernières années comme une affection incurable, c'est qu'on l'a méconnue la plupart du temps à son début et que l'on n'a rien fait pour enrayer la marche progressive des accidents. *Principiis obsta*.

On ne méconnaît pas sans doute l'attaque franche d'épilepsie, qui est caractérisée par le cri initial, la projection à terre, la convulsion unilatérale et le coma, mais on passe tous les jours à côté de tics partiels, de crampes d'un membre, de secousses,

(1) *De l'épilepsie* (*Gazette des hôpitaux*, avril 1855).

de douleurs cardialgiques subites avec pâleur livide, de mouvements choréiformes périodiques, d'éblouissements, de spasmes viscéraux, d'étourdissements, d'incontinences nocturnes d'urine, d'absences, de vertiges et de poussées congestives, sans qu'il vienne à l'esprit du médecin que ces accidents peuvent signaler le début insidieux et lent de l'épilepsie, ou exprimer l'une des manifestations protéiques de cette névrose. Cela n'est cependant que trop vrai ! Une ou plusieurs années s'écoulent et la grande attaque d'épilepsie apparaît. C'est de ce jour-là que va dater pour la famille l'invasion de l'affection convulsive, et cependant le malade est épileptique déjà depuis longtemps.

Oui, les accidents que je viens d'énumérer sommairement, et qui se reproduisent à des époques fixes ou régulières, ne sont rien autre chose que des manifestations initiales ou que des accès incomplets d'épilepsie. C'est le *petit mal* des auteurs. Ces « fausses crises », comme les appellent certains malades, sont toujours invariablement les mêmes ; elles sont calquées les unes sur les autres, identiques en tous points, stéréotypées. Une fois que l'accès incomplet s'est produit chez un individu de telle ou telle façon, l'empreinte est prise et le cliché reste. A chaque accès subséquent, une nouvelle épreuve est tirée.

L'attaque d'épilepsie — *le grand mal* — n'amène pas le plus souvent la cessation des accès incomplets ; elle en traverse capricieusement le cours ou elle alterne avec eux. Herpin (de Genève) a dit qu'il n'existait aucune différence entre la crise incomplète et le début de la grande attaque. Il a eu raison, car l'accès incomplet représente fidèlement l'attaque réduite à ses symptômes initiaux. L'un est le diminutif de l'autre.

Ce qui prouve bien encore que le petit mal n'est en somme que le grand mal avorté, c'est que l'épilepsie se termine comme elle a commencé. Qu'un traitement perspicace, méthodique et persévérant intervienne, et, dans les cas heureux, la rétrocession pathologique ne porte d'abord que sur la fréquence, la durée et la gravité de l'attaque. Les accès incomplets ne sont influencés que beaucoup plus tard.

Ce qui a contribué encore à multiplier les revers thérapeutiques, c'est que l'on a considéré à tort l'épilepsie comme ayant une essence unitaire, que l'on n'a point catégorisé les nuances diverses de la maladie, et que, suivant les idées de l'époque, on a dirigé contre tous les cas de mal comitial un traitement invariable. Mais c'est entreprendre une tâche absolument impossible que de distribuer les mêmes remèdes à tous ses malades, et le bromure de potassium qui, administré d'une certaine façon, conduit souvent à des résultats si surprenants, est loin d'agir sur tous les épileptiques avec un égal bonheur.

Lorsqu'on se trouve pour la première fois en face d'un épileptique, il faut non-seulement individualiser le diagnostic, mais individualiser encore le pronostic. Les circonstances particulières du fait peuvent faire varier beaucoup les présomptions. Il existe cependant des points de repère auxquels il est tout d'abord assez facile de se rattacher. C'est ainsi que l'on est à peu près convenu de classer parmi les chances *favorables* le sexe féminin, la complexion robuste, la stature élevée, l'intelligence très-développée, l'âge avancé, le début récent, la rareté, la bénignité et la ressemblance parfaite des crises; tandis que l'on considère comme chances *indifférentes* l'hérédité, le tempérament, l'état civil, le degré d'aisance des malades et l'heure des attaques. Quant aux chances *défavorables*, elles consistent, comme chacun a pu le remarquer, dans le sexe masculin, la naissance avant terme, l'atrophie des membres, l'imbécillité, l'idiotie, les accès de délire maniaque et impulsif; l'âge viril, la période de fécondité chez la femme, la fréquence des crises et la coexistence chez le même malade de vertiges, d'accès incomplets et de grandes attaques.

A l'aide de ces principaux fils conducteurs, on peut déjà se faire une opinion sommaire sur l'issue éventuelle du cas particulier qui se présente, mais il faut interroger ensuite avec un soin minutieux chaque fonction, chaque appareil, s'assurer autant que possible de l'existence de la cause, remonter à l'origine des accidents, en suivre les phases, en saisir le caractère et en pressentir les conséquences. Tous les malades, jeunes ou vieux, petits ou grands, garçons ou filles, ne tombent pas en vertu des mêmes motifs, ne sont pas soumis aux mêmes influences et ne s'ébattent pas de la même manière. Les aptitudes sont individuelles. Il faut donc diversifier l'affection et catégoriser les conditions très-particulières dans lesquelles elle se présente : en un mot, il faut spécialiser.

Les innombrables échecs thérapeutiques tiennent enfin au défaut de persévérance de la part des médecins et des familles. Je rencontre chaque jour des épileptiques au Dépôt de la préfecture, et je m'informe minutieusement du traitement qui leur a été prescrit : eh bien, la plupart n'en ont suivi aucun ! La science en est tombée là.

Un grand nombre de cas réputés incurables n'ont donc jamais été traités. Ce manque de sollicitude n'est plus de notre siècle : il consacre une injustice suprême et il introduit dans nos mœurs une coutume barbare. L'heure de la réhabilitation des épileptiques a sonné.

Je sais bien que cette réhabilitation ne sera que partielle, car des échecs flagrants nous atteignent lorsque nous nous trouvons face à face avec une épilepsie symptomatique. Que l'altération porte directement sur le cerveau et ses enveloppes, ou que l'encéphale soit secondairement atteint par une disposition générale de l'économie, et le bromure de potassium lui-même ne nous conduit qu'à des résultats très-incomplets ; mais vienne, au contraire, l'épilepsie idiopathique, et comme il n'y a plus d'altération organique préexistante, soit locale, soit éloignée, et que la névrose seule est en scène, nous pouvons intervenir avec une utilité dont la mesure sera précisée tout à l'heure. Rien que dans ce fait il y a tout un événement.

J'ai à m'accuser sans doute d'avoir longtemps partagé l'incrédulité et le découragement de tous. Le cas si extraordinaire de guérison que je communiquai, en 1853, à la Société médico-psychologique, et sur lequel M. Ch. Loiseau fit un rapport si remarquable, commença déjà à me faire un peu douter de l'incurabilité de certaines affections convulsives ; mais je publiai depuis cette époque un grand nombre de notes, d'articles et de mémoires sur les névroses, et je ne m'occupai que rarement de leur traitement. Je n'avais pas vu alors ce que j'ai vu aujourd'hui (1).

Oui, je crois à la possibilité d'obtenir des phases suspensives très-prolongées dans le cours de l'épilepsie, et je crois que le fait seul de conjurer la fréquence des crises convulsives est d'un immense intérêt. « De même, a dit Van Swieten, que les traces des idées qui ne sont point rappelées de temps en temps, s'effacent d'une manière complète, de même, si les mouvements épileptiques ne sont pas renouvelés, leur tendance à la reproduction se détruira. » L'économie contracte très-vite une habitude morbide. Aussi, lorsqu'un phénomène pathologique s'est produit une ou plusieurs fois, doit-on redouter qu'il n'apparaisse ensuite spontanément, sans nouvelle excitation. Chez certains malades qui tombent à heure fixe, et dont les attaques sont mathématiquement périodiques, peut-on voir là autre chose qu'une *habitude convulsive ?*

Arrivons maintenant aux démonstrations pratiques et voyons le rôle que peut jouer le bromure de potassium dans le traitement de l'épilepsie.

---

(1) Dans mon *Traité de médecine légale et de jurisprudence médicale* (p. 732-751), je viens de rapporter des faits de l'ordre le plus saisissant sur le côté intellectuel de l'épilepsie, sur l'épilepsie larvée et l'épilepsie méconnue, et enfin sur la valeur symptomatologique de l'incontinence nocturne d'urine au point de vue du diagnostic médico-légal de l'épilepsie J'aime à penser que beaucoup d'erreurs vont désormais être évitées.

II

Toutes les considérations dans lesquelles je viens d'entrer sur le pronostic de l'épilepsie, je les ai exposées, soit dans mes cours à l'École pratique, soit dans les sociétés savantes, soit dans les journaux de médecine, tant il me semblait indispensable de faire appel au zèle attentif et au dévouement secourable du corps médical en faveur de la réhabilitation thérapeutique des épileptiques. J'y ai mis l'insistance la plus obstinée.

Soit que cet appel si convaincu ait été entendu, soit que la coupable indifférence qui accueillait l'épilepsie ait pris fin d'elle-même, toujours est-il que de toutes parts on s'est mis à l'œuvre et que les annales de la science enregistrent chaque jour les appréciations les plus élogieuses en l'honneur du bromure de potassium appliqué à la curabilité des névroses convulsives.

Quelques dissidences se sont produites relativement à la dose, à l'action physiologique et au mode d'administration du sel bromique, à la durée et à certains inconvénients du traitement, mais les conclusions des expérimentateurs n'en ont pas moins été généralement très-favorables. Toutefois, à côté de l'enthousiasme exagéré de quelques praticiens, qui livrent inconsidérément à la publicité des observations à peine écloses, c'est-à-dire des résultats incomplets ou partiels qui n'ont qu'une année de date et souvent moins encore, des mécomptes se sont fait jour. C'est ainsi que les médecins, insuffisamment renseignés sur les innombrables détails de la médication nouvelle, se sont montrés timides à l'excès et impuissants, ou impatients et audacieux jusqu'au péril : on a ouï parler alors de médicament inerte, d'agent infidèle, de rechutes fréquentes, d'anémie bromique et de phénomènes pathologiques divers du côté de la peau, de l'intelligence, de la sensibilité ou du mouvement.

Où donc habite la vérité ? Ni chez les admirateurs éblouis, ni chez les rares détracteurs. Je reconnais avec tout le monde que le bromure de potassium a littéralement escaladé le Capitole, mais je vais froidement examiner sur quelle base repose sa grande vogue. Dans une question purement scientifique, la parole ne doit appartenir qu'aux faits. Les caprices de la mode, si bien faits pour les futilités mondaines. n'ont rien à voir dans l'évolution lente, impartiale et sage des conquêtes de notre art.

Le bromure de potassium n'a point d'effets physiologiques vraiment fâcheux, lorsque ce sel est d'une irréprochable pureté chimique, et que son emploi est attentivement surveillé par un médecin tous les quinze jours, par exemple. J'ai des malades qui en prennent une certaine dose — de *quatre* à *huit* grammes — tous les jours, et cela depuis plusieurs années, et dont la santé est loin d'être altérée. On a eu raison sans doute de signaler la céphalalgie frontale, l'enchifrènement, le larmoiement, l'excitation gastrique, l'abattement des forces, l'engourdissement des mouvements, l'acné, l'abolition partielle de la sensibilité générale, l'indifférence, l'apathie, la somnolence, l'obtusion intellectuelle, la stupeur, l'augmentation sensible de l'appétit, la constipation et surtout l'amaigrissement ; mais ces effets ne se produisent que lorsque le médicament est d'une qualité douteuse, ou qu'il a été mal administré. Si l'on se place dans de bonnes conditions d'expérimentation, on ne tarde pas à reconnaître que le bromure de potassium peut devenir le pain quotidien du malade, et que, loin de déterminer de l'amaigrissement, il favorise plutôt l'embonpoint. Il faut que l'on sache bien cependant que, même avec le sel le plus pur, dès que l'on s'approche de la dose de *quatre* grammes par jour, la sensibilité réflexe de l'arrière-gorge, de la base de la langue et de l'épiglotte, est considérablement diminuée ou abolie, et que le sens génital s'amortit beaucoup.

C'est également vers cette même dose que débute l'acné. Les phénomènes qui se passent du côté de la peau sont sans influence sur l'issue de la névrose, sans action significative sur le pronostic. On a cru pouvoir considérer l'intensité de l'éruption comme un indice favorable, mais je ne partage pas cette manière de voir. Dans quelques cas très-heureux, je n'ai eu aucune apparition cutanée. D'ailleurs, à un âge avancé de la vie, l'acné bromique se montre à peine ou manque tout à fait, même quand l'affection convulsive s'amende de la manière la plus notable.

En ville, et même dans quelques services des hôpitaux de Paris, le bromure de potassium n'est pas encore administré classiquement, et l'on arrive, par une progession croissante infiniment trop rapide, à fatiguer les malades et à déterminer chez eux des troubles gastriques, de l'hébétude et de l'adynamie. On a même parlé d'accidents sérieux survenus et observés dans l'une des salles de l'hôpital de la Pitié ; mais comment, dans l'espèce, le médicament a-t-il été donné ? On a débuté par 2 grammes, et l'on a augmenté de 2 grammes tous les cinq jours. Il s'est produit du bromisme, mais pouvait-il donc en être autrement ?

A Bicêtre, ou en ville, je débute par 1 gramme 50 centigrammes, ou par 2 grammes, et, selon les cas, j'augmente de 50 centigrammes, ou de 1 gramme tous les quinze jours ou tous les mois. Je gravis lentement les degrés de l'échelle thérapeutique. La moyenne chez les hommes oscille entre 6 et 8 grammes, mais il me faut de trois à six mois pour parvenir à ce que j'appellerai volontiers la dose *maximum* la plus habituelle. Un seul de mes malades a pris jusqu'à 14 grammes 50 centigrammes de bromure, mais au bout de vingt-six mois de traitement. Il tombait jadis plusieurs fois par jour, et, lorsque je l'ai perdu de vue, au moment de la guerre, il ne tombait plus du tout. Je suis toutefois obligé de convenir que ce malade avait sensiblement pâli.

On a dit que l'on n'obtenait aucun effet thérapeutique vraiment efficace à moins de 4 à 5 grammes de bromure de potassium. Cette opinion est vraie et fausse à la fois. Elle est vraie si l'on n'expérimente le médicament que sur des hommes ; mais elle est fausse s'il s'agit des femmes. J'ai obtenu une action très-marquée et certainement suffisante chez les jeunes filles et les femmes avec des doses de sel bromique qui oscillaient entre 3 et 4 grammes et demi.

En réunissant les faits que j'ai observés, soit à Bicêtre, soit dans les salles Jenner (annexe de la Salpétrière, 1870-1871), soit dans la pratique de la ville, j'arrive, au 30 septembre 1873, à un total de 272 épileptiques qui ont été soumis par moi à la médication bromurée. Le dépouillement de mes dossiers, notes, tableaux d'attaques, d'accès incomplets et de vertiges, et le relevé des documents divers qui concernent les malades, me fournissent les chiffres suivants :

OBSERVATIONS CLINIQUES DE LA 1re SÉRIE.

Suspension absolue de tout accident épileptique (point de vertiges, d'accès incomplets ou de grandes attaques).

A.	— Pendant cinq ans..........................	2	
B.	— Pendant quatre ans........................	7	
C.	— Pendant trois ans	11	
D.	— Pendant deux ans..........................	8	
E.	— Pendant dix-huit mois	21	
		49	49

OBSERVATIONS CLINIQUES DE LA 2e SÉRIE.

Suspension également absolue de tout accident épileptique.

A.	— Pendant quinze mois.......................	11	
B.	— Pendant un an	8	
C.	— Pendant huit mois	21	
		41	41
	A REPORTER		90

J'ai intentionnellement fait rentrer dans la catégorie si
considérable des insuccès un certain nombre de cas d'amélio-
rations légères, mais peut-être passagères ; tous les cas récents
sur lesquels je ne peux pas avoir encore d'opinion ; les malades en traitement dont j'ai brusquement perdu la trace depuis
les derniers événements, et enfin une quinzaine d'épileptiques de
la ville que la cherté du médicament et la durée nécessaire de
la médication ont contraints à abandonner cette foi robuste et
cette espérance convaincue que possède tout convulsif en voie
d'amélioration. Comme il est poignant de songer que la classe
nécessiteuse, si fréquemment en proie aux névroses, en soit
réduite aujourd'hui à s'enfermer un temps très-long dans un
hôpital ou à manquer, au dehors, du seul remède secourable !
Par une amère dérision du sort, la réhabilitation de l'épileptique est incompatible avec la gêne matérielle et avec la vie
libre ! Le Montyon de l'épilepsie serait encore à trouver, n'était
peut-être cette aventure, qui m'est récemment arrivée. Un médecin de l'étranger m'adresse et me recommande, dans les

termes les plus chaleureux et les plus suppliants, un homme
de cinquante, à cinquante-cinq ans environ, qui m'expose la
situation douloureuse de sa fille unique, âgée de dix-neuf ans.
« Faites, me dit-il, que ma fille n'ait point d'attaques pendant
un an, et je construis à mes frais un hôpital pour les épileptiques. — Je ne prends jamais d'engagement, lui répondis-je,
et il ne m'arrive jamais non plus de poser ou de subir des
conditions; mais si vous êtes sérieusement en position de faire
ce que vous dites, j'accepte votre offre de bon cœur. Seulement l'expérimentation durera d'abord dix-huit mois, et l'hôpital des épileptiques sera construit en France. » Le père de
famille fut surpris, hésita, et, en proie à une visible émotion,
il finit par répliquer : « L'une de vos conditions est bien ter-
rible, car j'adore mon pays, mais je ne saurais trouver ridicule
que vous aimassiez le vôtre ! Je consens à tout. » Deux heures
après, je recevais, sous le nom d'emprunt qui avait été convenu entre nous, la jeune fille, accompagnée de sa mère.

La proportion des cas heureux est sensiblement plus forte
dans la clientèle privée que dans les services spéciaux de Bicêtre et de la Salpêtrière, et cela s'explique tout naturellement
par les complications cérébrales que présentent à leur entrée
dans nos salles la plupart des épileptiques. L'intelligence des
malades de la ville étant presque toujours saine, les conditions
d'expérimentation sont nécessairement plus favorables; si
bien que l'on peut affirmer, en thèse générale, que le médicament réussit d'autant mieux que le malade est plus intelli-
gent et qu'il n'a que de grandes attaques.

Dans les cas encore si nombreux d'insuccès, lorsque le sel
bromique n'éloigne pas manifestement les attaques, il abat du
moins les secousses, les soubresauts, l'état nerveux, le délire
maniaque et les impulsions des épileptiques. Il calme sans jamais exciter. Il peut également donner lieu à des transforma-
tions étranges dans le caractère. Une jeune femme n'a plus
de crises épileptiques depuis vingt-huit mois, mais elle est devenue irritable, quinteuse, inabordable. Elle lit ou écrit pen-

dant une très-grande partie de la nuit, et elle se lève à deux heures de l'après-midi.—Un militaire, à son retour de captivité en Prusse, trouve sa femme extrêmement améliorée, mais il déclare qu'elle est devenue tellement difficile à vivre qu'il verrait reparaître les attaques convulsives sans déplaisir ! — Certains autres épileptiques à grandes attaques vont très-bien et ne tombent plus du tout, mais en revanche ils sont tourmentés par de fréquents vertiges. On suspend le bromure de potassium : les vertiges disparaissent, mais les grandes attaques reviennent, et ces alternatives-là se succèdent invariablement pendant plusieurs années.

Dès qu'un épileptique a été un an sans crise, je donne le médicament de deux jours l'un pendant la première quinzaine de chaque mois, et tous les jours pendant la seconde quinzaine. Au bout de dix-huit mois de suspension convulsive, je donne le bromure de trois jours l'un pendant la première quinzaine, et tous les jours pendant la seconde quinzaine. Au bout de deux ans, j'administre le médicament de quatre jours l'un pendant la première quinzaine du mois, et tous les jours pendant la seconde quinzaine, et ainsi de suite. C'est seulement à cette persévérance, aussi rigide que méticuleuse, que je dois d'avoir si souvent réussi.

Le système généralement en vigueur des doses décroissantes au bout d'un certain temps est une manœuvre thérapeutique déplorable. Les malades retombent peu à peu ; ils se *débromurent* petit à petit, et finissent un beau jour par se retrouver au point de départ, aussi épileptiques qu'avant le traitement.

Je m'étonne que quelques praticiens distingués se soient montrés partisans de ce mode si fâcheux d'administration des préparations bromurées ; mais ils ne sauraient persévérer dans cette erreur, car les rechutes des malades les avertiraient bien vite qu'ils se sont engagés dans une fausse voie. Que l'on se souvienne plutôt de ces prophétiques paroles de Trousseau : « Le mal doit être attaqué sans trêve. L'économie doit sans cesse être sous l'empire du médicament, si vous ne voulez pas qu'elle retombe sous le joug de la maladie que vous forcez à se taire (1). »

Il reste donc entendu que le bromure de potassium doit être en quelque sorte, je le répète, le pain quotidien de l'épileptique. Toutefois, l'absence de tout contrôle médical constitue un réel danger. Quel est le médecin qui n'a point constaté en ville des abus, des mécomptes ou des accidents? Aussi, lorsqu'on délivre une ordonnance à un malade en traitement, doit-on avoir le soin, au bas de sa prescription, d'ajouter et de souligner ces mots : *valable jusqu'à telle époque seulement*. Si, passé ce délai, le pharmacien délivre du bromure au client sans ordonnance nouvelle, la responsabilité médicale est à couvert.

Me voici tout naturellement conduit à résumer ici les inconvénients et les dangers qui résultent de l'élévation précipitée des doses de bromure de potassium et du traitement fantaisiste que suivent parfois *secrètement* certains malades. On note d'abord un air de satisfaction niaise et étonnée, de la stupeur, de l'assoupissement, de la dissociation commençante des idées et des mots, de la difficulté pour écrire, une altération manifeste dans le corps de l'écriture, et une malheureuse et inconsciente facilité à écrire un mot pour un autre, comme le font certains aphasiques.

L'anaphrodisie temporaire, qu'il faut toujours avoir la précaution d'annoncer au malade, cause parfois de grandes douleurs domestiques et n'est pas toujours supportée avec résignation : elle peut conduire aux plus fâcheuses catastrophes et aux résolutions les plus inattendues.

L'acné est souvent très-rebelle, et comme les malades — aussi bien que beaucoup de médecins — ne supposent pas que le bromure puisse en être la cause unique, ils vont consulter des dermatologistes, se soumettent à une médication arsenicale, prennent des bains de vapeur ou des bains sulfureux et finissent par faire un regrettable abus des ressources de la thérapeutique.

____

(1) *Clinique médicale de l'Hôtel-Dieu de Paris*, 1868.

Pendant longtemps je n'ai rien fait contre l'acné bromique ; mais par une singulière coïncidence, on m'a amené l'été dernier, à une ou deux semaines d'intervalle, trois jeunes filles de dix-huit ou vingt ans, atteintes de névrose convulsive et très-améliorées par l'usage du bromure de potassium, mais très-affligées par la persistance d'un acné facial intense. Je n'ai pas voulu suspendre le traitement, et j'ai prescrit simultanément de l'arsenic. J'avais, il faut bien le dire, la main un peu forcée, car j'avais instinctivement quelque répugnance à médicamenter de la sorte ces trois malades ; eh bien, l'acné a presque disparu, la peau du visage est devenue lisse et luisante, et les accidents nerveux ont continué à ne pas reparaître.

L'usage prolongé du bromure de potassium à haute dose occasionne une fétidité marquée de l'haleine, et l'on ne peut atténuer ce désagrément qu'en faisant mâcher des pastilles de cachou ou qu'en faisant prendre le bromure de potsssium une ou deux minutes avant le repas, ou par la voie rectale, dans un quart de lavement, vingt minutes avant le repas.

J'ai administré le bromure de potassium en lavement chez un gastralgique que des préoccupations hypochondriaques constantes tourmentaient au suprême degré, et j'ai remarqué, au bout d'un certain temps, que je n'avais pas diminué chez lui la sensibilité pharyngienne, ainsi que cela arrive toujours, mais que j'avais anesthésié le rectum. Étant affecté d'hémorrhoïdes douloureuses, le malade, sur mon conseil, s'introduisait tous les soirs dans l'anus un petit corps gras, et c'est lui qui découvrit de la sorte ce qu'il appelait « *la paralysie de son gros intestin* ».

On sait que le bromure de potassium anesthésie le col de la vessie et l'urèthre dans l'uréthrite aiguë et dans la cystite chronique, et l'on se souvient que les lithotriteurs, à la veille de l'introduction de leur instrument, s'assurent, à l'aide de *quatre grammes* de sel bromique, de la docilité tolérante des voies urinaires ; eh bien, ces faits étant acquis, l'anesthésie du voile du palais ne tient-elle pas à ce qu'une partie du bromure serait éliminée par ces muqueuses? Le sel bromique par une action anesthésique locale n'insensibiliserait-il pas les nerfs du voile du palais?

En dehors de l'épilepsie et de tout le chapitre des névroses, le bromure de potassium est un hynoptique précieux. Il n'a pas les inconvénients de l'opium : il laisse l'appétit intact, la tête fraîche et l'intestin libre. Tout récemment, je m'en suis largement servi à Bicêtre. Pendant le siége de Paris, il est passé, dans les salles de mon service, 1427 militaires varioleux, et j'ai certainement prescrit plus de cent fois le bromure de potassium, à la dose de *deux*, de *trois* ou de *quatre* grammes en potion, lorsque j'avais à lutter contre l'insomnie, contre des troubles nerveux graves, désordonnés, tumultueux, ataxiques, et je dois dire que je m'en suis généralement bien trouvé.

La vogue a ses dangers. Le bromure de potassium, dont l'action est si réelle dans le traitement des névroses convulsives, a entraîné les médecins, depuis quelques années, au delà des limites de la sagesse. Comment ce même sel, qui doit à l'épilepsie toute sa réputation, va-t-il pouvoir combattre à la fois la scrofule, la syphilis, le rhumatisme articulaire, la goutte, l'asthme, la coqueluche, la phthisie pulmonaire, la méningite, le tremblement mercuriel, l'intoxication saturnine, les névralgies, les angines, le croup, la disphagie, la spermatorrhée et la manie intermittente? Il y a là, à mon sens, une regrettable exagération. Si l'on n'y prend pas garde et si l'on continue à étendre aussi abusivement les applications du bromure de potassium, les mécomptes thérapeutiques auront bientôt enfanté le doute, la défiance et le discrédit! Lorsque la santé publique est en jeu, l'engouement est plus qu'une légèreté ; c'est une faute.

En matière d'épilepsie, il demeure indiscutable que le bromure de potassium peut déterminer des effets de l'ordre le plus inattendu ; mais une sage lenteur, un contrôle vigilant et une persévérance opiniâtre sont les conditions fondamentales du succès. Si, sur ce point, Bicêtre fait école depuis un certain nombre d'années déjà, et si les opinions de mes collègues et les miennes se propagent et sont mises en pratique un peu partout, ne peut-on pas espérer qu'un grand service finira par être rendu à une classe extrêmement nombreuse de déshérités ?

Si j'ai çà et là insisté avec quelque complaisance sur les inconvénients possibles de la médication bromurée, c'est afin qu'il reste bien entendu que nous ne devons pas, nous médecins, nous contenter seulement de prescrire le médicament, mais qu'il nous importe d'en diriger le mode d'emploi, d'en surveiller l'action, d'en contrôler les effets. A dose élevée, le sel bromique n'est pas un agent inoffensif; c'est ce que les malades ne savent pas, et c'est ce qu'il faut leur apprendre. L'efficacité du médicament a multiplié l'usage, l'usage a conduit aux abus, et les abus ont provoqué des cas graves d'intoxication. Le retour d'accidents semblables peut bien facilement être évité.

En résumé, le bromure de potassium peut complétement et absolument suspendre tous les phénomènes épileptiques; mais il est indispensable que la médication bromurée soit rigoureusement prescrite, suivie et surveillée pendant plusieurs années.

Tel est, quant à présent du moins, le dernier mot de la question.

Comme renseignements supplémentaires et qui sont relatifs aux bromures alcalins, j'ajoute que j'ai beaucoup administré le bromure de sodium dans ce que l'on a appelé l'état nerveux ou nervosisme et que j'en ai véritablement obtenu de bons effets. J'ai également dirigé ce sel contre les accidents multiples et si protéiques de l'hystérie, contre la danse de Saint-Guy, les tics partiels et les migraines, et je l'ai même prescrit au début de l'hypochondrie et de la mélancolie. Je n'ai pas toujours réussi, cela va de soi; mais je crois que le bromure de sodium est un médicament d'avenir, car il modère ou enraye la marche

des phénomènes nerveux. Depuis six mois, je l'administre à
Bicêtre aux épileptiques qui se sont montrés rebelles à l'action
du bromure de potassium, mais je ne peux encore rien décla-
rer de positif sur ce point si grave. J'observe, je compare et
j'attends.

J'ai fait appel également à l'action thérapeutique du bromure
d'ammonium dans des cas de congestion cérébrale, de ménin-
gites chroniques, d'apoplexies anciennes avec imminences de
rechute, de ramollissements aigus, chroniques ou séniles, et
alors même que ces états pathologiques divers s'accompa-
gnaient de troubles intellectuels profonds, je suis arrivé à des
résultats relatifs très-satisfaisants. J'ai certainement prolongé
la vie bien au delà du terme supposable, dans quelques cas très-
graves ; mais j'ai le plus souvent ramené les forces corporelles,
favorisé le retour de l'activité intellectuelle et rappelé un fonc-
tionnement physiologique régulier, voisin de la normale et
presque acceptable. Le bromure d'ammonium est très-actif.
C'est un médicament sûr, d'un emploi facile et auquel je ne
connais point d'inconvénients. Grâce a lui, j'ai pu déconges-
tionner des paralysés généraux avec une rapidité telle que je
me suis demandé si je n'avais pas été là dupe d'une illusion.
Je ne sais trop pourquoi, mais je me défiais du bromure d'ammonium et j'en avais un peu peur, malgré tout ce qu'en avaient
dit Harley, Gibb et Brown-Séquard ; eh bien, j'avoue que je m'en
suis très-bien trouvé. Il y a là une question digne d'être étu-
diée à fond. Je pose seulement un jalon.

En terminant, je tiens essentiellement à prévenir les obser-
vateurs que la lutte contre les névroses convulsives exige une
longue et patiente expérimentation, — car tout essai temporaire ne conduit à rien. — Mais qu'est-ce que l'obligation d'un
traitement très-prolongé, en face des calamiteuses péri-
péties que le mal comitial fait traverser aux malades? Il faut
encore tâtonner beaucoup, car si l'on ne doit pas se décou-
rager trop tôt, il va sans dire que la persistance dans une médication stérile constituerait un non-sens. Or, après un premier
échec bien constaté par l'emploi du bromure de potassium, je

me surprends tous les jours prescrivant du valérianate de quinine, du sulfate neutre d'atropine, du lactate de zinc, de la teinture de cantharides, du nitrate d'argent, de la limaille de cuivre, des perles de chloroforme, de la teinture de digitale ou de l'hydrothérapie. Si je viens encore à échouer, ne me reste-t-il pas la gymnastique, l'escrime, le jardinage, la menuiserie, la vie au grand air, le régime diététique, etc., etc.? Ne m'arrive-t-il pas enfin de recommencer quelquefois un nouveau traitement bromuré, en ayant soin de modifier les conditions premières d'expérimentation, d'aller faire essayer devant moi le sel bromique chez tel ou tel pharmacien et d'en surveiller minutieusement l'emploi?

En fait d'épilepsie, pour gagner un peu de terrain, il n'y a qu'à le vouloir bien. Pour n'avoir rien obtenu, il faut n'avoir jamais cherché. La tenacité est une arme de la thérapeutique.

FIN

PARIS. — IMPRIMERIE DE E. MARTINET, RUE MIGNON, 2

9 782019 285166